BEI GRIN MACHT SICH IHR WISSEN BEZAHLT

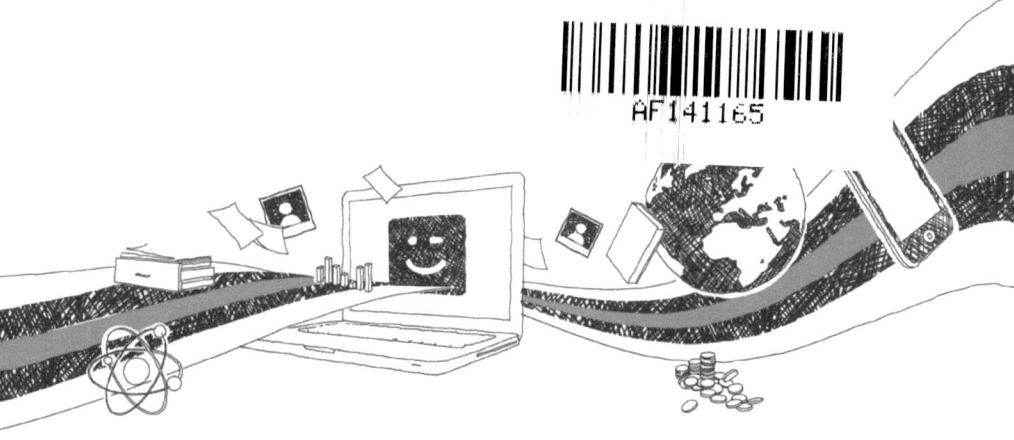

AF141165

- Wir veröffentlichen Ihre Hausarbeit, Bachelor- und Masterarbeit

- Ihr eigenes eBook und Buch - weltweit in allen wichtigen Shops

- Verdienen Sie an jedem Verkauf

Jetzt bei www.GRIN.com hochladen und kostenlos publizieren

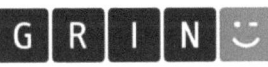

Das Buurtzorg-Modell. Grundlagen und Struktur

Moritz Kleforn

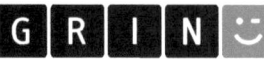

Bibliografische Information der Deutschen Nationalbibliothek:

Die Deutsche Nationalbibliothek verzeichnet diese Publikation in der
Deutschen Nationalbibliografie; detaillierte bibliografische Daten sind
im Internet über http://dnb.d-nb.de abrufbar.

ISBN: 9783346629074
Dieses Buch ist auch als E-Book erhältlich.

© GRIN Publishing GmbH
Nymphenburger Straße 86
80636 München

Druck und Bindung: Books on Demand GmbH, Norderstedt Germany
Gedruckt auf säurefreiem Papier aus verantwortungsvollen Quellen

Das Buch bei GRIN: https://www.grin.com/document/1187626

Studiengang: FACT (M.Sc.)

Modul: Leadership

Hausarbeit zum Thema:

Buurtzorg-Modell

Alternative A

Vorgelegt von:

Moritz Tim Alexander Kleforn

Fachsemester: 1

Hochgeladen am 20.01.2022

Inhaltsverzeichnis

Abkürzungsverzeichnis

Abbildungsverzeichnis

3

1 Einleitung

Die Welt ist unbeständiger (volatile), ungewisser (uncertain), komplexer (complex) und mehrdeutig (ambiquous) geworden – die sog. VUCA-Welt.[1] So auch für den sozialen bzw. Pflege-Sektor, für den zusätzlich insbesondere der demographische Wandel, die Abnahme von Pflegekräften und die Digitalisierung die Grenzen aufzeigt.[2] Des Weiteren führt die Ökonomisierung der Pflege zu dessen Fragmentierung[3] und die Volatilität rechtlicher Rahmenbedingungen tut ihr Übriges.[4] Auf diese Komplexitätslagen – bestehend auch aus Fachkräfte-, Qualitäts- und Finanzierungsproblem[5] – und Kontingenzbedingungen müssen Führung und die Organisationsform als solche reagieren und umgedacht werden.[6]

Daher beschäftigt sich diese Hausarbeit mit der dafür zu empfehlenden Führungsfrage sowie der nötigen Aufbau- und Ablauforganisation (Kapitel 2) einer ambulanten Pflegeorganisation. Als Beispiel bzw. als Anhaltspunkt dient dafür das Unternehmen Buurtzorg aus den Niederlanden, was deshalb ebenso zuerst in Kapitel 1 kurz umrissen wird. Außerdem wird in diesem Kontext in Kapitel 3 die Sinnhaftigkeit des Faktors Erfolg betrachtet. So kann die Forschungsfrage folgendermaßen gestellt werden: Kann das Buurtzorg-Modell als Prototyp dienen und was würde dies wiederum für die Aufbau- und Ablaufstruktur, die Hierarchie, die Führung und die Erfolgsmessung bedeuten?

Zwecks besserer Lesbarkeit wird in dieser Hausarbeit das generische Maskulinum verwendet; feminine und anderweitige Geschlechteridentitäten sind ausdrücklich mitgemeint.

---

[1] Vgl. *Laib* (2019), S. 232.
[2] Vgl. *Schallenberg-Kappius* (2021), o. S.
[3] Vgl. *Hennessey* (2017), S. 6.
[4] Vgl. *Fröse* et al. (2019), S. 2.
[5] Vgl. *Wasel/Haar* (o. J.), o. S.
[6] Vgl. *Laib* (2019), S. 232.

2 Grundlagen des Buurtzorg-Projekts

Die nun folgende kurze Erläutern Buurtzorgs hinsichtlich Grundannahme, Ansatz, Voraussetzungen, Rahmenbedingungen, zentralem Konzept, bestehende Organisationen und Problemen, ist dadurch geschuldet, dass davon ausgegangen wird, dass ein bestehendes fiktives Pflegeunternehmen die Grundzüge Buurtzorgs kennt.

Die **Grundannahme** ist, dass das 2007 gegründete niederländische Sozialunternehmen „Buurtzorg" (Buurt = Nachbarschaft, „zorg = Pflege)[7] eine soziale Innovation ist, in dem es die Antwort auf die Frage ist, wie man Pflege in einer stark alternden Gesellschaft effektiv und menschliche gestalten kann.[8] In der Realität ist dabei nicht nur der Fachkräftemangel ein Problem, sondern auch die Organisation.[9]

Der grundlegende **Ansatz** Buurtzorgs ist es, dass, gegenüber der herkömmlichen Hauskrankenpflege, deren Professionalisierung seit den 1980er-Jahren durch eine zunehmende tayloristische Aufgabenteilung und bürokratisierte Abläufe geprägt ist, eine Aufwertung der beruflichen Kompetenzen des Pflegepersonals und die Schaffung ganzheitlicher Pflege entsprechend den Bedürfnissen der KlientInnen stattfindet.[10] Die Stichworte zur Unternehmensphilosophie von Buurtzorg lauten dabei: Selbstführung, ganzheitliches Menschenbild und Kraft des Kollektivs.[11] Damit sind die Bezüge zu agilen bzw. schwarmintelligenten Organisationsformen offensichtlich.[12]

Die **Voraussetzungen, Rahmenbedingungen** und **das zentrale Konzept** lassen sich folgender Maßen klassifizieren: Grundsätzlich ist die aktivierende aktivierende Pflege entscheidend, wofür der Patient in seinem sozialen Umfeld eingebettet und möglichst eigenständig sein muss[13] Daher wird ein hoher Wert auf die Präventionsarbeit und die Förderung der Selbstpflege bzw. Eigenständigkeit gelegt.[14] Zentral ist dabei der Aufbau eines breiten lokalen Unterstützungsnetzwerkes der Pflegekräfte rund um ihre

---

[7] Vgl. *Buurtzorg Deutschland* (o. J.), o. J.
[8] Vgl. *Bertelsmann Stiftung* (2020), o. S.
[9] Vgl. *Bertelsmann Stiftung* (2020), o. S.
[10] Vgl. *Leichsenring/Staflinger* (2017), o. S.
[11] Vgl. *Laib* (2019), S. 243.
[12] Vgl. *Laib* (2019), S. 243.
[13] Vgl. *BusinessPilot* (o. J.), o. S.; *Landhausküche* (o. J.), o. S.
[14] Vgl. *Bertelsmann Stiftung* (2020), o. S.; *FH-Münster* (o. J.), o. J.

Klienten unter Einbeziehung von Sozialarbeitern, Ärzten, Familie und der Nachbarschaft – dem sog. sozialen Netz. [15] So wird insbesondere bei beiden letzteren deutlich, dass es Freiwillige benötigt. [16]

Des Weiteren findet keine Abrechnung nach Pflegeleistungen (in der herkömmlichen Praxis hat jede Leistung ein Modul, einen Preis, eine Zeit) sondern nach erbrachter Zeit statt. [17] Hierbei steht aber nicht dessen Produktion im Fokus, sondern die nachhaltigen Pflegeergebnisse, die schlussendlich ein unabhängiges Leben fördern. [18] Dies geschieht durch die nötige individuelle Hilfe – es wird die Leistung erbracht, die der Patient wirklich braucht. [19] Entscheidend ist, dass es keine Wertigkeit zwischen klassischen Pflegetätigkeiten und sozialen Arbeiten gibt; es kann das getan werden, was gerade nötig ist. [20]

Grundsätzlich benötigt es Vertrauen, Kommunikation, Verantwortungsbewusstsein und Eigeninitiative in punkto Selbstorganisation sowie Mut bestehende Strukturen zu durchbrechen. [21] Außerdem bedingt die Buurtzorgscheabrechnung neue Rahmenverträge mit den Kassen. [22] Da das jetzige Buurtzorg-Konzept einen Tarifvertrag und eine jährliche Standarderhöhung und Boni vorsieht. [23] Zudem werden Arbeitszeiten flexibel unter Berücksichtigung der jeweiligen Lebenssituation der Mitarbeiter/-innen und den Kundenanforderungen gehandhabt. [24] Daneben finden von Beginn an Schulungen und eine Digitalisierung in Form von Tablets statt. [25]

Hinsichtlich des Pflegepersonals ist dessen autarke Organisation von max. 12 Pflegekräften (sog. community nurses welche einen mind. 3-jährigen Bachelor-Abschluss und eine 2-jährige-Assistent-Ausbildung besitzen)[26] pro Team nötig, welches den Kern

---

[15] Vgl. *Bertelsmann Stiftung* (2020), o. S.; *BusinessPilot* (o. J.), o. S.; *FH-Münster* (o. J.), o. J.
[16] Vgl. *Przybilla* (2019), o. S.
[17] Vgl. *Hauer* (2016), o. S.; *Landhausküche* (o. J.), o. S.; *Przybilla* (2019), o. S.; *Scharfenberger* (2019), o. S.
[18] Vgl. *BusinessPilot* (o. J.), o. S.; *Diller* (2021), o. S.
[19] Vgl. *Born Gesundheitsnetzwerk* (2019), o. S.
[20] Vgl. *Landhausküche* (o. J.), o. S.
[21] Vgl. *Bertelsmann Stiftung* (2020), o. S.; *BusinessPilot* (o. J.), o. S.
[22] Vgl. *Landhausküche* (o. J.), o. S.
[23] Vgl. *Hauer* (2016), o. S.
[24] Vgl. *Landhausküche* (o. J.), o. S.
[25] Vgl. *Hauer* (2016), o. S.; *Landhausküche* (o. J.), o. S.
[26] Vgl. *Saurugg* (2017), o. S.

oder Organisation darstellt und jeweils für 50-60 Menschen zuständig ist.[27] Auch wenn das Team Zielvereinbarungen hat,[28] verpflichtet die Selbstorganisation – geschuldet aus der autarken Organisation - zudem die Mitarbeiter Verantwortung für die Menschen zu übernehmen; dabei baut das System auf eine starkes Vertrauensverhältnis auf und verlangt Eigeninitiative.[29] Schlussendlich braucht die Organisation durch die eigenverantwortliche Gestaltung des Pflegeprozesses kein mittleres Management in der Gesamtorganisation.[30]

Sucht man nach **Organisationen** die sich nach dem Buurtzorg-Modell orientieren, so findet man ein Beispiel in dem IT-Schulungs- und Beratungsdienstleister oose aus Hamburg.[31] Des Weiteren versuchen 24 Länder das gemeinnützige Pflegemodell zu adaptieren – so in Belgien, England, Schottland, Kanada, Japan, China und Korea.[32]

Hinsichtlich von **Problemen** lässt sich jedoch sagen, dass die Teams erst nach sechs bis zwölf Monaten kostendeckend wirtschaften.[33] Außerdem kann die Abstinenz der Führungskräfte zu einer Belastung führen und damit zu einer reduzierten Hierarchie, indem Teamleiterinstallationen stattfinden.[34] Des Weiteren stellen Gewerkschaften Fragen hinsichtlich des vergüteten Mehraufwands und Selbstausbeutung.[35] Hinzukommt, dass das alternative Pflegemodell aus der Perspektive der deutschen Organisationsstruktur vor allem unkontrollierbar wirkt; es lässt sich nicht in das aktuelle System integrieren und müsste es stattdessen ablösen.[36]

---

[27] Vgl. *BusinessPilot* (o. J.), o. S.; *Hauer* (2016), o. S.
[28] Vgl. *Saurugg* (2017), o. S.
[29] Vgl. *BusinessPilot* (o. J.), o. S.; *Diller* (2021), o. S.
[30] Vgl. *Hauer* (2016), o. S.
[31] Vgl. *Schallenberg-Kappius* (2021), o. S.
[32] Vgl. *Hennessey* (2017), S. 10.
[33] Vgl. *pflegen-online* (2019), o. S.
[34] Vgl. *Schallenberg-Kappius* (2021), o. S.
[35] Vgl. *Schallenberg-Kappius* (2021), o. S.
[36] Vgl. *Born Gesundheitsnetzwerk* (2019), o. S.

3 Struktur und Führung innerhalb Buurtzorgs

3.1 Aufbau- und Ablaufstruktur sowie Rollenverteilung

Die **Ablaufstruktur** beschreibt einen zeitlichen Ablauf eines jeden Prozesses[37] und ist der dynamische Strukturteil eines Unternehmens,[38] der u. a. durch technische Zeichnungen und Ablaufdiagramme dargelegt wird.[39] Die **Aufbaustruktur** stellt die Beziehungen mittels Baumdiagramm/Organigramm dar,[40] in dem sie – als statischer Aspekt – die Aufgaben und Kompetenzen beschreibt und Stellen sowie Instanzen festlegt.[41] Beide müssen so strukturiert werden, dass Unternehmensziele realisierbar sind.[42] Wonach es folglich keine ideale Organisation gibt, da ebendiese bei Gründung hinreichend stabil und mit der Zeit flexibel bei Veränderungen sein muss.[43] Außerdem ist der Fokus auf eine der beiden Strukturen auch nicht zielführend, da beide sich gegenseitig tangieren bzw. miteinander interagieren.[44]

Betrachtet man die Systemoptionen der Aufbauorganisation, das Linien-, Mehrlinien-, Stablinien- und Matrixsystem,[45] so wird deutlich, dass aufgrund der **Rollen** und **Zuständigkeiten** innerhalb Buurtzorgs, eine Ein- bzw. Zuteilung schwierig wird. Um dies zu verdeutlichen werden nun zunächst ebendiese Rollen und Zuständigkeiten dargelegt, welche in Summe sieben sind:[46] So leistet die *Pflegefachkraft* quasi die Arbeit an den Klienten; im Einklang mit dessen Bedürfnissen und derer ihres sozialen Umfelds. Der *Haushälter* organisiert die nötigen Instrumente, medizinischen Geräte und das Hauswirtschafts- und Büromaterial, wonach die Organisation der Infrastruktur sein Metier ist. Außerdem ist diese Position ein funktioneller Schatzmeister, da sie anderen Rollen Kontoinformationen über Ausgaben und Budget gibt. Der *Hinweiser* gewährt und kontrolliert den Überblick über die geleisteten Stunden und deren Produktivität. Er

---

[37] Vgl. *Angermeier* (2009), o. S.
[38] Vgl. *examio GmbH* (o. J.), o. S.
[39] Vgl. *bap-unternehmensberatung* (2011), S. 1–2.
[40] Vgl. *Angermeier* (2006), o. S.
[41] Vgl. *bap-unternehmensberatung* (2011), S. 1.
[42] Vgl. *examio GmbH* (o. J.), o. S.
[43] Vgl. *examio GmbH* (o. J.), o. S.
[44] Vgl. *examio GmbH* (o. J.), o. S.
[45] Vgl. *bap-unternehmensberatung* (2011), S. 2; *Repetico* (o. J.), o. S.
[46] Vgl. *Nandram* (2015), S. 73.

unterrichtet über die finanzielle Lage, den Leistungsstand und die Fehlentwicklungen. Der *Entwickler* entwirft Vision, Überzeugungen, Methodik, Protokoll, Arbeitsdesigns, Pflege- und Betreuungstechniken und -praktiken, die er auch durch Buurtzorg-externe Arbeitsgruppen und Lehrgängen erwirbt. Seine Ergebnisse teilt er im Anschluss mit dem Buurtzorg-Netzwerk und externen Interessensgruppen. *Planer* ist für die Stetigkeit der Klientenbetreuung zuständig, indem er den zeitlichen Einsatz organisiert und kommuniziert. Der *Teamspieler* setzt die Team- und Organisationsziele, in dem andere Teammitglieder unterstützt und positive Beziehungen teamintern forciert werden. Grundsätzlich stellt das Team seine Funktionsfähigkeit mittels der Rollenverteilung dar.[47] Dabei liegt die Entscheidungsgewalt beim Team selbst, sodass nach individuellem Interesse vorgegangen wird.[48] Es ist aber auch üblich, dass ein Rotationsprinzip alle zwei Jahre greift, wodurch dieser Vorgang als Job-Enrichment-Tool erlebt wird.[49] Allerdings besteht auch hier keine Vorgabe seitens der Zentrale, sodass Abweichungen teamabhängig stattfinden können.[50] Darüber hinaus nehmen *Coaches*, die *Zentrale* und das *Buurtzorgweb* i. w. S. weitere Funktionen und Rollen ein. So fungieren *Coaches* bzw. sog. Regionaltrainer, als Unterstützung für die Teams in ihrem Einzugsgebiet.[51] Neben der Unterstützungsfunktion, besteht darin, in der teaminternen Förderung von Verantwortungsübernahme und Problemlösungsfähigkeit, in der Beratung der Produktivitätssteigerung oder anderer Leistungen, im Umgang mit krankheitsbedingten Fehlzeiten, in der Aufarbeitung der realisierten Entwicklungen und in Informationsgabe über bewährte Verfahren anderer Teams und in der Besprechung von Abweichungen in Bezug auf vereinbarte Richtlinien und Normen der gesamten Organisation.[52] Sie haben ausschließlich beratende und supervidierende Funktion und sind hierarchisch nicht übergeordnet, ihre Qualifikation speist sich aus ihrer Pflegekraftausbildung und der Zusatzausbildung in Konfliktmanagement.[53] Die *Zentrale*, die als Back-Office verstanden wird, ist dafür zuständig, es den Teams so gut wie möglich zu erleichtern, was durch Wegnahme einiger administrativer Aufgaben aus dem Pflegeprozess und einer Bereitstellung einer intelligenten Informations- und

---

[47] Vgl. *Diller* (2021), o. S.
[48] Vgl. *Diller* (2021), o. S.
[49] Vgl. *Nandram* (2015), S. 74.
[50] Vgl. *Diller* (2021), o. S.
[51] Vgl. *Diller* (2021), o. S.
[52] Vgl. *Nandram* (2015), S. 21.
[53] Vgl. *Wasel/Haar* (o. J.), o. S.

Kommunikations-Technologie geschieht.[54] Für diese Aufgaben verfügen die dortigen Mitarbeiter für einen starken Ethos der Unterstützung für die Teams.[55] Dabei braucht es kein formalisiertes Management in Abteilungen,[56] keine Marketing-Abteilung,[57] kein organisiertes Qualitätsmanagement (es werden Rollen und Aktivitäten bestimmt),[58] keine strukturelle Verankerung der Strategieentwicklung und Innovation[59] (dafür dient die Zusammenführung der Beiträge der Teams)[60] und keine definierte Geschäftspolitik (es gibt nur die Mission).[61] So setzt sich die Overhead-Ebene mit der Gesetzgebung und Vorschriften auseinander und stellt dessen Befolgung und Umsetzung sicher,[62] des Weiteren unterstützt die Zentrale die Teams bei lokalen Aktivitäten mittels Werbe-material, Informationen über Kunden- und Interessengruppen u. ä.[63] Durch die feh-lende Unterstützungsfunktion der Zentrale wird die zentrale Führung geschwächt und somit der Zu- und Eingriff in die Teams gesenkt.[64] Das IKT bzw. *Buurtzorgweb* unter-stützt den teambasierten Ansatz, reduziert den administrativen Aspekt für die Teams und ermöglicht eine schlanke Organisationsstruktur.[65] Dabei dokumentiert es die Pfle-geleistungen,[66] unterstützt die Organisation der Pflegearbeit,[67] liefert Daten zur Auto-nomie der Teams[68] und ist Kommunikationsplattform.[69]

So lassen die Informationen aus Kapitel 1 und die Rollen und Zuständigkeiten keines der Liniensysteme zu,.[70] sodass mittels Abbildung 1 innerhalb des Teams ein quasi-Matrixsystem (da gleichberechtigte Dimensionen)[71] beschrieben wird, mit dem Web als Vermittlungsplattform, den Coaches u. a. als Coaches und der Zentrale u. a. als Abrechnungsstelle.

---

[54] Vgl. *mBC* (2009), S. 28.
[55] Vgl. *Laloux* (2017), S. 70.
[56] Vgl. *Leferink* (2018), o. S.
[57] Vgl. *Nandram* (2015), S. 39.
[58] Vgl. *Diller* (2021), o. S.
[59] Vgl. *Leferink* (2018), o. S.
[60] Vgl. *Leichsenring* (2015), S. 59.
[61] Vgl. *Leferink* (2018), o. S.
[62] Vgl. *Leferink* (2018), o. S.
[63] Vgl. *Nandram* (2015), S. 69.
[64] Vgl. *Laloux* (2017), S. 71–72.
[65] Vgl. *mBC* (2009), S. 23–24.
[66] Vgl. *Nandram* (2015), S. 108.
[67] Vgl. *Nandram* (2015), S. 67.
[68] Vgl. *Nandram* (2015), S. 68.
[69] Vgl. *Nandram* (2015), S. 71.
[70] Vgl. *bap-unternehmensberatung* (2011), S. 2; *Repetico* (o. J.), o. S.
[71] Vgl. *Repetico* (o. J.), o. S.

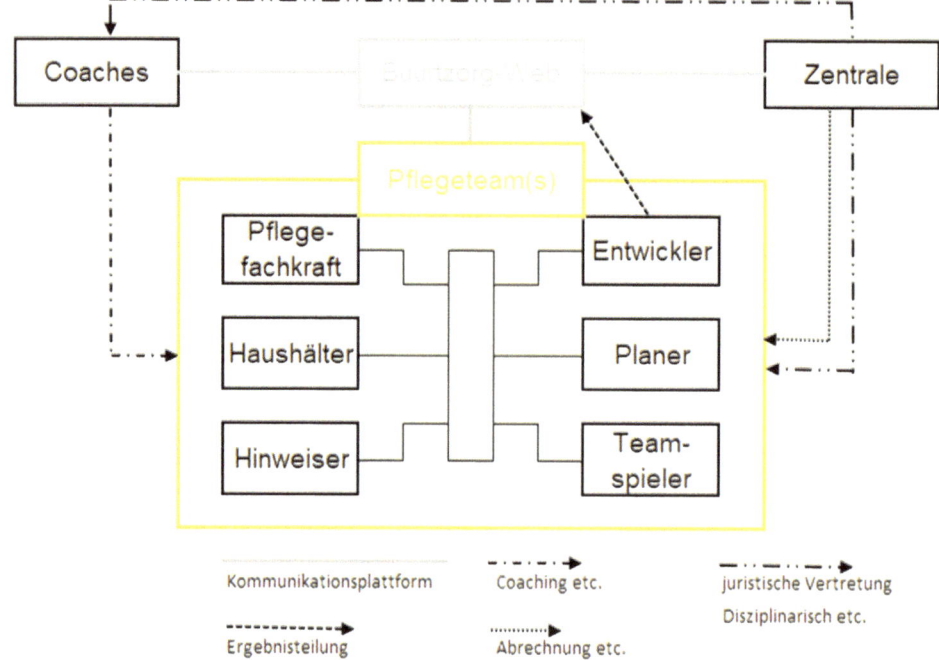

Abbildung 1: Aufbaustruktur Buurtzorgs.

(Quelle: Eigene Darstellung)

Hinsichtlich der Ablaufstruktur hat sich der Verfasser dazu entschieden, den Prozess der Teambildung und den Beginn des Pflegeprozesses näher zu beleuchten. Bei ersterem (Abbildung 2) hat sich der Verfasser dazu entschieden, das Phasenmodell von Tuckmann anzupassen. So startet der Prozess mit der Forming-Phase, in dem sich die Gruppenmitglieder zusammenfinden, sich als soziale Einheit abgrenzen und sich um die gemeinsame Zielsetzung Gedanken machen.[72] In der darauffolgenden Storming-Phase müssen Teamrollen, Verhaltensregeln und Führung geklärt werden, bevor in der Norming-Phase ebendiese Verhaltensregeln festgehalten und umgesetzt werden.[73] In der Performing-Phase wird sich im Anschluss auf die gemeinsame

---

[72] Vgl. *Mühlfelder* (2016), S. 41–42; zitiert nach *Jago* (1982), 384ff.
[73] Vgl. *Mühlfelder* (2016), S. 42; zitiert nach *Jago* (1982), 384ff.

Leistungserbringung konzentriert,[74] bevor – entgegen dem Modell von Tuckmann – der Kreislauf wieder bei der Storming-Phase von Vorne beginnt.

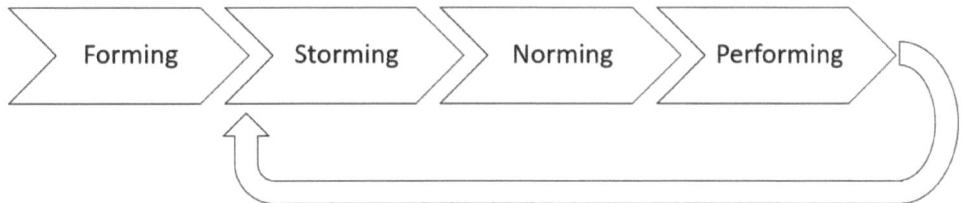

Abbildung 2: Ablaufstruktur der Teambildung in Buurtzorg.
(Quelle: eigene Darstellung)

Hinsichtlich des Pflegeprozesses (Abbildung 3) beginnt ebendieser nach der Bedürf-nisausrichtung des Klienten, indem eine Diagnose der gesamten Situation mittels einer Pflegebedürftigkeits-, einer Sozial- und einer Beziehungsdiagnose durchgeführt wird.[75] Im Anschluss wird das soziale Umfeld und das Pflegeteam für den Patienten bestimmt und eingebunden.[76] Im Anschluss wird der Pflege nachgekommen und sich den Um-ständen immer wieder angepasst. [77] Durch die Pflege bzw. die erworbene Selbststän-digkeit steht im Anschluss daran optimaler Weise die Unabhängigkeit von der Pflege und die damit verbundene Entlassung.[78]

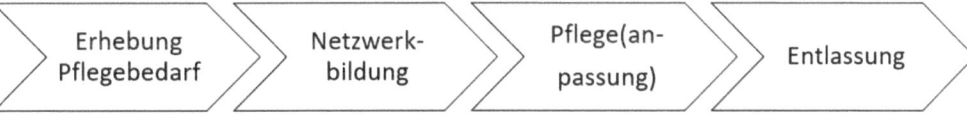

Abbildung 3: Ablaufstruktur des Pflegeablaufs in Buurtzorg.
(Quelle: Eigene Darstellung)

---

[74] Vgl. *Mühlfelder* (2016), S. 42; zitiert nach *Jago* (1982), 384ff.
[75] Vgl. *Diller* (2021), o. S.
[76] Vgl. *Diller* (2021), o. S.
[77] Vgl. *Diller* (2021), o. S.
[78] Vgl. *Diller* (2021), o. S.

3.2 Führung

Bezieht man den Führungsgedanken auf der Personalführung, so ist die systemische Führung interessant. Laut ebendieser ist es einem Führer nicht möglich, das System bzw. eine Organisation in Gänze gezielt zu gestalten und zu formen, da Organisationen u. a. aus internen Prozessen der Selbstorganisation bestehen, die für alle Beteiligten unvorhersehbare Komponenten aufweisen.[79] So wird eine Organisation als komplexes soziales System betrachtet, was durch interne Kausalbeziehungen und Mittel-Zweck-Beziehungen schwer steuerbar ist.[80] Es ist jedoch möglich mittels folgenden Verhaltensweisen auf das System einzuwirken:[81] Das System mit Respekt behandeln sowie die Ebenen und Dimensionen der Gestlatung und Lenkung beachten; Umgang mit Extremen, Mehrdeutigkeiten, Unbestimmtheit und Unsicherheit lernen; Möglichkeiten und Potenziale des Systems erhalten und schaffen, Erhaltung von Flexibilität und Eigenschaften der Anpassung und Evolution sowie der Prozesse; Erkennen und Lösen von Problemen; Erhöhung von Autonomie und Integration; Synchronisation von Entscheidungen und Handlungen mit zeitpassenden Systemgeschehen; Streben nach Lebensfähigkeit und Entwicklung.

Zusammenfassend und ergänzend beschreibt der Führungsansatz der systemischen Führung Organisationen als sich selbst organisierende und regulierende soziale Systeme.[82] Die Aufgabe der Führung, die nur eine unter vielen auf die Geführten einwirkende Faktoren ist, ist in diesem Kontext der Strukturerhalt, die Koordination und Kommunikation zwischen den Systemelementen und die Schaffung der Rahmenbedingungen, dass sich das soziale System entfalten und verändern kann, sodass eher Dirigenten als Macher und Entscheider als Führung dienlich sind.[83] Ebendieses soziale System hat die Fähigkeit zur Selbstorganisation, Selbststeuerung, außerdem ist es lern- und anpassungsfähig sowie selbstreferentiell. Das bedeutet für die Führung, dass Veränderungen in der Umwelt erkannt und darauf eingestellt werden kann und dass

---

[79] Vgl. *Reinhardt* (2016), S. 72.
[80] Vgl. *Reinhardt* (2016), S. 72.
[81] Vgl. *Reinhardt* (2016), S. 73; zitiert nach*Probst/Gomez* (1989), 114ff.
[82] Vgl. *Mühlfelder* (2016), S. 34.
[83] Vgl. *Mühlfelder* (2016), S. 34.

gegenüber unausgesprochenen Regeln und der inneren Logik sensibel agiert werden muss und.[84]

Des Weiteren ist in der VUCA-Welt die Zukunft einer über Hierarchie gesteuerte Organisation gefährdet. So löst die „neue Führung" die Linienhierarchie ab. So trifft zukünftig eher die Begrifflichkeit des Leaders als die des Managers auf Führungskräfte zu, da er im Gegensatz zum Manager den Wandel akzeptiert und bewusst nutzt, Menschen führt, die Richtung vorgibt, moderiert, proaktiv handelt, mehr gibt als er nimmt, Follower hat und Partizipation ermöglicht.[85] So sorgt er also für Veränderungen, Anpassung, Visionen, Richtung, Motivation Inspiration und stellt den Status quo in Frage, während Manager ebendiesen akzeptieren sowie Ordnung, Stetigkeit, Aufgaben, Positionen, Maßnahmen und Ziele planen, budgetieren, schaffen und kontrollieren.[86]

Von Führungspersonen unabhängig sind Führungssysteme, die die Führungsorganisation, den -ablauf, die -instrumente, -leitlinien und -prinzipen beschreiben.[87] Es bzw. jedes Führungssystem ermöglicht zudem Differenzierungen und Wettbewerbsvorteile gegenüber anderen Organisationen bzw. dessen Führungssystemen.[88] So gibt es zwei Ansätze bzw. Erfolgsmessungen:[89] Führungssysteme mit direkten (Kennzahlen mittels individuellen Zielvariablen) und mit indirekten (Scoring- und Indexwerte, da nicht zuordenbar) Messgrößen.

Hinsichtlich der Wettbewerbsrelevanz von Führungssystemen ist der Grad von Entscheidungsautonomie und Zentralisierung bzw. Dezentralisierung von Unternehmensführung von Bedeutung.[90] Daher bietet sich die Untersuchung einer zentralen Führung in Kombination mit der Produkt- und Angebotsstruktur und den Rahmen- und Marktbedingungen an (vgl. Abbildung 14):[91] Vergleicht man die zentralisierte mit der dynamischen Unternehmensführung, so wird deutlich, dass bei dynamischen Rahmen- und Marktbedingungen eine schmale Angebots-/Sortiments- und Produktstruktur für eine

---

[84] Vgl. *Mühlfelder* (2016), 34, 36.
[85] Vgl. *Fischer* et al. (2017), S. 34.
[86] Vgl. *Reinhardt* (2016), 66, 75.
[87] Vgl. *Mühlfelder* (2016), S. 23.
[88] Vgl. *Mühlfelder* (2016), S. 16.
[89] Vgl. *Mühlfelder* (2016), S. 18.
[90] Vgl. *Mühlfelder* (2016), S. 17.
[91] Vgl. *Mühlfelder* (2016), S. 17.

zentralisierte Unternehmensführung fraglich ist, wohingegen eine breite Struktur sogar unmöglich ist. So kann aufgrund der im Anfang erörterten gesellschaftlichen Entwicklung, eine zentralistische Unternehmensführung quasi ausgeschlossen werden.

		Angebots-/Sortiments-/ Produktstruktur	
		schmal	breit
Rahmen- und Marktbedingungen	statisch	möglich	fraglich
	dynamisch	fraglich	unmöglich

Abbildung 4: Möglichkeiten und Grenzen einer zentralisierten Unternehmensführung. (Quelle: Mühlfelder (2016), S. 17)

Des Weiteren gibt es für die Dezentralisierung von Führungssystemen bzw. Organisationen folgende Argumente:[92] Durch dynamische und unstrukturierte Situationen stößt die Zentrale an kapazitive Grenzen; das Zusammenspiel von heterogenen Kenntnissen ergibt eine bessere Leistung; hoher Informations- und Wissensgrad; durch Beteiligung von Stellen mit Markt- und Kundennähe und der täglichen Problemlösung; die situative Reaktionsfähigkeit ist schneller; durch die größere Entscheidungs- und Handlungsfreiheit (größere Autonomie) steigt Motivation, Akzeptanz und Umsetzungsagilität. Zusätzlich erhält die Führung Kapazitäten für die Unternehmensentwicklung und für das strategische Vorhaben, es entsteht eine Operationsnähe, die Kommunikation erfolgt direkt und es gibt marktnahe Innovation und Produktgestaltung.[93]

---

[92] Vgl. *Bleicher* (2013), S. 79–81.
[93] Vgl. *Bleicher* (2013), S. 78.

Der Führungsfrage kann sich aber auch durch Betrachtung der <u>Typologien von Füh</u>-<u>rungsmodellen</u> angenähert werden: So wird in universelle und situative Führungstheorie in Kombination mit der Eigenschafts- und Verhaltenstheorie unterteilt.[94] Betrachtet man somit die situative Verhaltenstheorie geben die Kontinuum-Theorie Aufschluss über die Führungsstile in Abhängigkeit mit Entwicklungsspielräumen der Mitarbeiter und Führenden während die Situative Reifegrad-Theorie Führungsstile anhand Reifegraden (Psychologische Reife bzw. Leistungsbereitschaft und Motivation sowie Arbeitsreife bzw. Fähigkeit) und dem Fachwissen, Fertigkeiten, Erfahrung der Mitarbeiter (Situationsvariablen) verglichen:[95] Ersteres unterteilt in sechs Führungsstile, bei denen der Entscheidungsspielraum der Führung beim autoritären Führungsstil der größte ist und beim delegativen Führungsstile der kleinste, da hier die Gruppe entscheidet und die Führung den Entscheidungsspielraum vorgibt und Koordinator nach innen und außen ist (vgl. Abbildung 5).[96] Die zweite Theorie weist hingegen vier Führungsstile in Kombination mit vier Reifgraden aus:[97] So spricht man von einem hohen Reifegrad bzw. Reife (Stufe 4), wenn sowohl die psychologische wie auch die Arbeitsreife hoch sind, im Gegensatz zu einer geringen bzw. niedrigen Reife (Stufe 1) bei der Motivation und Wissen fehlen. Hinsichtlich der Führungsstile reicht die Breite von „telling" (Führung gibt vor, Mitarbeiter entscheidet nicht) bis „delegating" (Führung ist in Entscheidungen einbezogen, aber Aufgabe und Verantwortung für Durchführung haben Mitarbeiter). So ergibt sich in Kombination aus Reifegrad und Führungsstil, dass bei steigendem Reifegrad die Mitarbeiterorientierung zunehmen sollte, sodass bei einem hohen Reifegrad „delegating" die erfolgreiche Strategie ist.

---

[94] Vgl. *Reinhardt* (2016), S. 36.
[95] Vgl. *Reinhardt* (2016), S. 59–65.
[96] Vgl. *Reinhardt* (2016), S. 60.
[97] Vgl. *Reinhardt* (2016), S. 60–65.

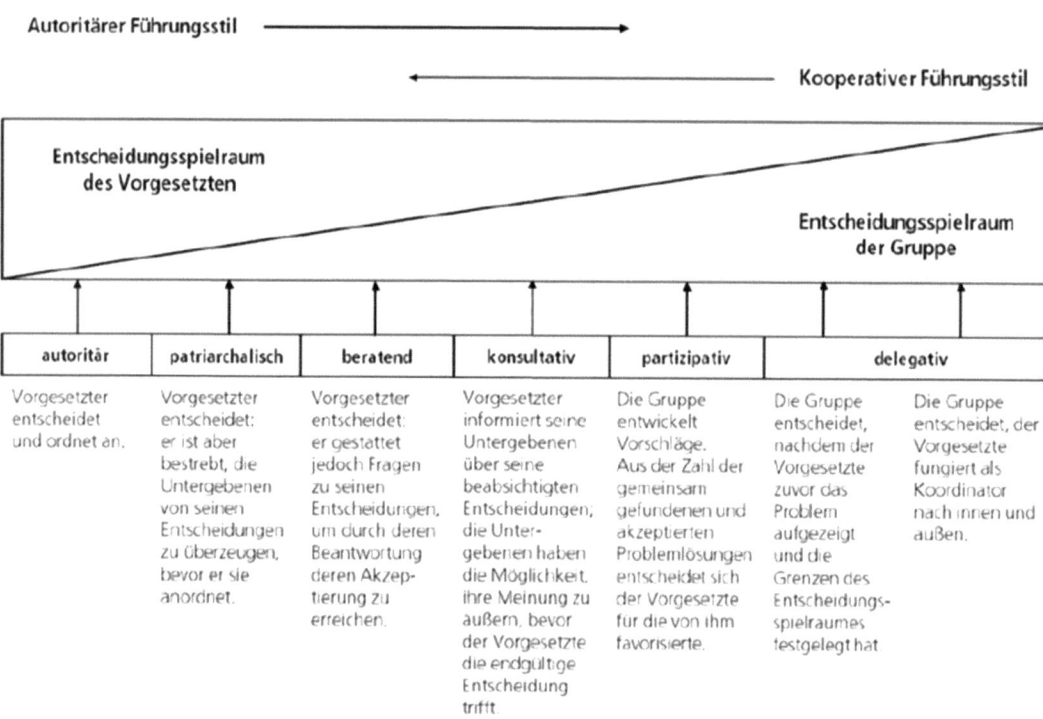

Abbildung 5: Kontinuum-Theorie nach Tannenbaum/Schmidt.

(Quelle: Reinhardt (2016), S. 60)

Des Weiteren lassen sich in Bezug auf Steuerung und Kontrolle zwei Führungstypen differenzieren (vgl. Abbildung 6).[98] So gibt es neben der persönlichen Führung die strukturelle Führung, die durch personenunabhängige Normen und Regelungen (z. B. Führungsleitlinien und -grundsätze) gekennzeichnet ist, wodurch die Möglichkeit zur autonomen Selbstentscheidung der Führungskräfte einschränkt und die Entscheidungssicherheit im Einzelfall erhöht.[99] Außerdem bedeutet es in Bezug auf die Schaffung und Nutzung der Erfolgspotenziale, dass generelle Regelungen für strategische und operative Aufgaben (sog. strategische und operatives Programmierung) stattfinden (bei persönlicher Führung sind es Einzelanweisungen).[100] In Kombination dazu,

---

[98] Vgl. *Mühlfelder* (2016), S. 13.
[99] Vgl. *Mühlfelder* (2016), S. 13.
[100] Vgl. *Mühlfelder* (2016), S. 14–15.

lässt sich auch hinsichtlich des Handlungs- und Entscheidungsspielraums der Geführten festhalten, dass bei einer hohen Selbstentscheidung ebendieser, die Fremdentscheidung durch Führungskräfte gering ist.[101]

Führungsaufgabe / Führungstyp	Definition der (Unternehmens-) Werte, die angestrebt werden sollen	Schaffung der Erfolgspotenziale		Nutzung der Erfolgspotenziale	
		nur Ziele (z. B. Sollrendite neuer Produkte)	Ziele und Aktionen (z. B. Sollrendite und Entwicklungsschritte neuer Produkte)	nur Ziele (z. B. Sollumsatze im Verkaufsgebiet)	Ziele und Aktionen (z. B. Sollumsätze und Tourenplanung für ein Verkaufsgebiet)
Persönliche Führung	Einzelanweisung für Werteentscheidung	Einzelanweisung für die Erledigung strategischer Aufgaben		Einzelanweisung für die Erledigung operativer Aufgaben	
		Zielanweisung	Aktionsanweisung	Zielanweisung	Aktionsanweisung
Strukturelle Führung	Generelle Regelungen zu Wertesystemen und -entscheidungen (normative Programmierung)	Generelle Regelungen für strategische Aufgaben (strategische Programmierung)		Generelle Regelungen für operative Aufgaben (operative Programmierung)	
		Zielprogrammierung	Aktionsprogrammierung	Zielprogrammierung	Aktionsprogrammierung

Handlungs- und Entscheidungsspielraum der Geführten	hoch ⟍ gering	Fremdentscheidung durch Führungskräfte
		hoch
	Selbstentscheidung durch Mitarbeiter	gering

Abbildung 6: Organisatorische Programmierung des Führungshandelns

(Quelle: Mühlfelder (2016), S. 15)

---

[101] Vgl. *Mühlfelder* (2016), S. 15.

4 Erfolgsmessung

Damit eine Organisation oder dessen Produkt als erfolgreich gelten kann, muss erst
einmal definiert werden, was unter Erfolg verstanden wird. [102] So geht es insbesondere
bei Non-Profit-Organisationen, zu denen ein Stiftung zählt, nicht nur um Gewinn,
Marktanteil u. ä, sondern um die Erfüllung des Kernauftrags. Diese Einschätzung geben wiederum allerdings Schlüsselpersonen bzw. Stakeholder mit heterogenen Inte-
ressenlagen, wodurch es unterschiedliche Bewertungen geben kann. So ist der Erfolg
auch eher ein Ergebnis und kein Ziel. [103]

Im Falle Buurtzorgs handelt es sich somit um die Stakeholder: Pflegende, Pflegekräfte,
soziales Umfeld, Kommune, andere Teams und das Unternehmen selbst[104] sowie die
Krankenkassen. Um nun den Erfolg ermitteln zu können, wird sich exemplarisch an
den Pflegenden, dem Unternehmen, den Krankenkassen, der Kommune bzw. dem
Land und den Pflegekräften gehalten. So bieten sich für die Pflegenden die Patientenzufriedenheit[105] an, für das Unternehmen ist es der Marktanteil, [106] der Anteil administrativer Arbeit,[107] die Fluktuationsrate[108] und der Overhead-Anteil,[109] für die Kranken-
kasse die Krankenquote, [110] die Einweisungen in Notaufnahmen, [111] die Pflegedauer[112] sowie die Gesamtausgaben[113] und für die Kommune bzw. das Land die
Größe der Firma[114].

Untermauert man diese Erfolgskennzahlen mit Daten (alle Bezogen auf die Nieder-
lande), so ergibt sich die höchste Patientenzufriedenheit von 9,1 (von möglichen 10),
ein Marktanteil von etwa 70 %,[115] ein administrativer Anteil von 8 % bei marktüblichen

---

[102] Vgl. *Abfalter* (2010), S. 197.
[103] Vgl. *Abfalter* (2010), S. 197.
[104] Vgl. *Diller* (2021), o. S.
[105] Vgl. *Hennessey* (2017), S. 9.
[106] Vgl. *Hennessey* (2017), S. 9.
[107] Vgl. *Hennessey* (2017), S. 10.
[108] Vgl. *Hennessey* (2017), S. 10.
[109] Vgl. *Hauer* (2016), o. S.
[110] Vgl. *Hennessey* (2017), S. 10.
[111] Vgl. *Hennessey* (2017), S. 10.
[112] Vgl. *Hennessey* (2017), S. 10.
[113] Vgl. *Landhausküche* (o. J.), o. S.
[114] Vgl. *Hennessey* (2017), S. 7.
[115] Vgl. *Hennessey* (2017), S. 9.

25 %,[116] eine um 33 % geringere Fluktuationsrate,[117] 8 % Overhead-(Durchschnitt bei 25 %),[118] eine Krankenquote von 3 % (60 % weniger als marktüblich),[119] ein Drittel weniger an Einweisungen in Notaufnahmen,[120] eine halb solange Pflegedauer,[121] 30 % weniger Gesamtausgaben[122] und eine Marktführerschaft im Non-Profit-Bereich (Buurtzorg ist mittlerweile das größte Non-Profit-Unternehmen).[123] Somit könnte zusammengefasst werden, dass anhand der ausgewählten Stakeholder und Erfolgskennzahlen, die Organisation und das Produkt als durchweg erfolgreich angesehen werden können.

Betrachtet man lediglich den Kernauftrag, so stehen die Bewertungen der Pflegenden und die des Pflegepersonals im Fokus und damit in dieser Aufführung die Patientenzufriedenheit und die Fluktuationsrate; was auch wiederum für Erfolg spricht.

Unabhängig davon, kann jedoch auch das Team und die Führung auf Erfolg untersucht werden. In Bezug auf den Teamerfolg ist nicht nur der Vorgesetzte gefragt, sondern auch solche Faktoren wie z. B. Gruppenprozesse und -zusammensetzung, was die Aussagekraft der Daten einschränkt.[124] Eine erfolgreiche Führungskraft benötigt ein Führungsprofil, was aus einem starken Verantwortungsbewusstsein sowie innerem Bedürfnis nach Aufgabenerfüllung besteht, außerdem wird Energie und Ausdauer für die Ziele benötigt sowie Kreativität und Originalität bei Problemlösungen benötigt sowie Selbstvertrauen, Akzeptanz für Konsequenzen, Stress- und Frustrationstoleranz und die Gabe, das Verhalten anderer beeinflussen und soziale Beziehungssysteme aufbauen zu können.[125] So lässt sich Führungserfolg nicht durch einzelne Eigenschaften ableiten.[126]

---

[116] Vgl. *Hennessey* (2017), S. 10.
[117] Vgl. *Hennessey* (2017), S. 10.
[118] Vgl. *Hauer* (2016), o. S.
[119] Vgl. *Hennessey* (2017), S. 10.
[120] Vgl. *Hennessey* (2017), S. 10.
[121] Vgl. *Hennessey* (2017), S. 10.
[122] Vgl. *Landhausküche* (o. J.), o. S.
[123] Vgl. *Hennessey* (2017), S. 7.
[124] Vgl. *Reinhardt* (2016), S. 31.
[125] Vgl. *Reinhardt* (2016), S. 42.
[126] Vgl. *Reinhardt* (2016), S. 42.

5 Diskussion

Durch die VUCA-Welt und weitere Entwicklungen steht die ambulante Pflege vor gro-ßen Herausforderungen. Zugleich gibt es das Unternehmen Buurtzorg, welches für den Inbegriff einer zeitgemäßen Organisation sowie eines Vorbilds mit Blick auf Mög-lichkeiten sozialer Organisationen steht (5. Generation evolutiver Organisatio-nen)[127].[128] Aus diesem Grund hat sich diese Hausarbeit mit der Frage beschäftigt, in-wiefern das Buurtzorg-Modell angewendet werden kann – genauer: welche Konse-quenzen es für Aufbau, Ablauf, Hierarchie und Führung hat und welche Bedeutung die Erfolgsmessung spielt.

Heraus kam, dass es eine Selbstorganisation benötigt und eine Führungskultur, die einer strukturellen Führung entspricht, mit einem delegierenden bzw. delegativen Füh-rungsstil und einem Leader als Führungsperson, welche per se eine zentrale Rolle für die Weiterentwicklung und Anpassungsfähigkeit ihrer Organisation ist.[129] So sind die Ganzheitlichkeit der (Pflege)aufgabe, die Stärkung der Teams und ein neues Füh-rungsverständnis (Führungskraft als Coach) zu klassifizieren.

In Bezug auf Erfolgsmessung lässt sich reüssieren, dass es bei Non-Profitorganisati-onen auf die Performance bei der Kernaufgabe geht, des Weiteren ist die Erfolgsein-schätzung von Stakeholdern abhängig und daher als divers anzusehen. Grundsätzlich ist Erfolg kein Ziel, sondern Ergebnis und ist auch nicht von Dauer, da er stark vom Zufall abhängt.[130] [131] Ein weiterer kritischer Faktor ist hierbei auch der sog. Halo-Effekt, insbesondere dort, wo es um die Bewertung schwer begreifbarer Eigenschaften geht. [132] So braucht es – um diesem Effekt vorzubeugen – langfristige Beobachtungen[133] und Kriterien, nach denen die Planung erfolgt ist,[134] sodass eine schnelle Veränderung unter Gesichtspunkten des Erfolgs nicht funktionieren wird.

---

[127] Vgl. *Wasel/Haar* (o. J.), o. S.
[128] Vgl. *Epe* (o. J.), o. S.
[129] Vgl. *Mühlfelder* (2016), S. 44.
[130] Vgl. *Abfalter* (2010), S. 197.
[131] Vgl. *Reinhardt* (2016), S. 125.
[132] Vgl. *Reinhardt* (2016), S. 127.
[133] Vgl. *Reinhardt* (2016), S. 129.
[134] Vgl. *Reinhardt* (2016), S. 132.

Hinsichtlich der Veränderbarkeit – also hin zu den Buurtzorg-Strukturen – sei erwähnt, dass Buurtzorg mit seinem jetzigen Aufbau seit dessen Gründung besteht, sodass einer Umgestaltung keine träge Organisation im Wege stand, dessen Prozesse an Selbsterhaltung interessiert sind und dessen Beschäftigte mit Veränderung Personalabbau assoziieren.[135] So wäre die Annahme, eine bereits bestehende Struktur in Gänze zu ersetzen, nicht tragend.[136] Außerdem handelt es hierbei um keine reine Systemumstellung, sondern ebenso um eine Mentalitätsfrage.[137] Denkbar wäre nur, alle Menschen und insbesondere die oberste Führungsebene zu entlassen und neu zu beginnen.[138] Dies liegt daran, dass sich die Organisationskultur durch die tägliche Erfahrungen wandelt, welche wiederum auf Regeln, Routinen, Ritualen und der Organisationsstruktur basiert, welche wiederum nur erschwert veränderbar sind.[139] Des Weiteren wären neue Rahmenverträge mit den Kassen notwendig[140] und die Ablauf- und Aufbaustruktur sind nicht trennbar, weshalb bei einer bestehenden Organisation eine Umgestaltung auf beiden Ebenen gleichermaßen stattfinden müsste.

Schlussendlich sehen Kassen jedoch die Notwendigkeit alternativer Modelle und dürften daher für ebensolche empfänglich sein.[141] Allerdings braucht es generell Vertrauen, indem die Vergangenheit gewürdigt wird um im Anschluss zu erörtern, warum das bestehende System nicht mehr favorisiert wird.[142] Dies hängt auch mit der Gefahr des neo-liberalen Arbeitsmodells zusammen; also der Selbstausbeutung und Entgrenzung der Beschäftigten.[143]

So lässt sich in Bezug auf die Forschungsfrage festhalten, dass das Organisationsmodell Buurtzorgs offensichtlich (auch aufgrund der aufgezeigten Erfolge) eine Lösung für die Probleme ist, es aber bei bestehenden Organisationen eher schwierig werden wird dieses zu implementieren. Aus diesem Grund ist der Verfasser zur Schlussfolgerung geneigt, dass eine Neugründung mit einer angepassten rechtlichen Situation die vielversprechendere Version ist, auch wenn sich das kaum realisieren ließe.

---

[135] Vgl. *Bertelsmann Stiftung* (2020), o. S.
[136] Vgl. *Epe* (o. J.), o. S.
[137] Vgl. *Kramp* (2019), o. S.
[138] Vgl. *Epe* (o. J.), o. S.
[139] Vgl. *Epe* (o. J.), o. S.
[140] Vgl. *Landhausküche* (o. J.), o. S.
[141] Vgl. *Landhausküche* (o. J.), o. S.
[142] Vgl. *Mühlfelder* (2016), S. 34.
[143] Vgl. *Wasel/Haar* (o. J.), o. S.

Fakt ist jedenfalls, dass etwas getan werden muss. Da glaubt man einer aktuellen Studie der Prognos AG, der Fachkräftemangel, der ein Teil der Probleme ist, sich auch auf andere Wirtschaftsbereiche ausweitet, weil von dort dann die Angehörigen der zu Pflegenden zuhause bleiben pflegen.[144]

---

[144] Vgl. *bpa* (2022), o. S.

6 Fazit und Ausblick

Diese Hausarbeit untersuchte die mögliche Tauglichkeit und Umsetzbarkeit des Buurtzorg-Modells unter den Aspekten: Aufbaue- und Ablaufstruktur, Hierarchie, Führung und Erfolg.

Auf der Metaebene wird eine sich selbst organisierende Organisationsform mit einer strukturellen Führung bzw. einem delegierenden bzw. delegativen Führungsstil und einem Erfolg, der sich aus der Kernaufgabe der Organisation ableitet, favorisiert.

Allerdings ist eine dafür notwendige Strukturänderung bei bestehenden Orginasationen kaum realisierbar, sodass, auch wenn eine rechtliche und Änderung wohl das kleinere Problem darstellen würde, es aus der Sicht des Verfassers kaum möglich sein wird, das Buurtzorg-Modell zu übernehmen. So bleibt entweder nur eine Neugründung von Organisationen übrig, oder es muss ein anderer Weg der Problembewältigung gefunden werden.

7 Literaturverzeichnis

Abfalter, D. (2010), Das Unmessbare messen? Die Konstruktion von Erfolg im Musiktheater, Zugl.: Innsbruck, Univ., Diss, 2008, Wiesbaden.

Angermeier, G. (2006), Aufbauorganisation, in: https://www.projektmagazin.de/glossarterm/aufbauorganisation, abgerufen am 3. 1. 2022.

Angermeier, G. (2009), Ablaufstruktur, in: https://www.projektmagazin.de/glossarterm/ablaufstruktur, abgerufen am 3. 1. 2022.

bap-unternehmensberatung (2011), Die richtige Organisationsstruktur im ambulanten Pflegedienst, in: https://www.bap-unternehmensberatung.de/fileadmin/user_upload/fachaufsatz/die_richtige_organisationsstruktur_in_ambulanten_pflegediensten.pdf.

Bertelsmann Stiftung (2020), Die New-Work-Innovation in der Pflege: Buurtzorg, in: https://www.change-magazin.de/de/das-buurtzorg-modell-pflege-ohne-hierarchie, abgerufen am 4. 12. 2021.

Bleicher, K. (2013), Organisation. Strategien - Strukturen - Kulturen, 2. Aufl., Wiesbaden.

Born Gesundheitsnetzwerk (2019), Pflege verändern mit dem Buurtzsorg-Modell?, in: https://www.born-pflege.de/blog-post/pflege-veraendern-mit-dem-buurtzsorg-modell, abgerufen am 8. 12. 2021.

bpa (2022), Studie: Wenn Pflegekräfte fehlen, stockt es auch in anderen Wirtschaftszweigen, in: https://www.bpa.de/Aktuelles.112.0.html?&no_cache=1&tx_ttnews%5Btt_news%5D=8961&cHash=2151ff8377a96b72b15c4bc709f22e60, abgerufen am 20. 1. 2022.

BusinessPilot (o. J.), Das Geschäftsmodell von Buurtzorg, in: https://gruenderplattform.de/geschaeftsmodell/erfolgreiche-geschaeftsmodelle/buurtzorg, abgerufen am 4. 12. 2021.

Buurtzorg Deutschland (o. J.), Über uns, in: https://www.buurtzorg-deutschland.de/ueber-uns/, abgerufen am 5. 12. 2021.

Diller, T. (2021), Buurtzorg – Leuchtturm für Selbstorganisation, in: https://www.thomasdiller.com/2021/09/10/2195/, abgerufen am 10. 12. 2021.

Epe, H. (o. J.), Warum Du Buurtzorg nicht als Vorbild nehmen solltest, in: https://www.ideequadrat.org/buurtzorg-vorbild/, abgerufen am 5. 12. 2021.

examio GmbH (o. J.), Analyse und Optimierung von Aufbau- und Ablaufstrukturen, in: https://www.wiwiweb.de/planungs-steuerungs-und-kommunikationssysteme/

optimieren-von-aufbau-und-ablaufstrukturen-und-aktualisieren-der-stammdaten-fuer-diese-systeme/analyse-und-optimierung-von-aufbau-und-ablaufstruktu-ren.html, abgerufen am 3. 1. 2022.

FH-Münster (o. J.), Buurtzorg - Evaluation eines Modellprojekts zur Umsetzung des niederländischen buurtzorg-Modells in Deutschland, in: https://www.fh-muens-ter.de/gesundheit/forschung/buurtzorg.php, abgerufen am 8. 12. 2021.

Fischer, T. M./Görner, M./Engels, K. H. (2017), New Leadership – Führung im digi-tal-analogen Spagat, in: https://www.im-io.de/wp-content/uploads/woocom-merce_uploads/2018/02/IMio_04.2017.pdf.

Fröse, M. W./Naake, B./Arnold, M. (2019), Quo Vadis – Leadership und Organisation. In: *Fröse, M. W./Naake, B./Arnold, M.* (Hrsg.), Führung und Organisation. Neue Entwicklungen im Management der Sozial- und Gesundheitswirtschaft, Wiesba-den, S. 1–32.

Hauer, G. (2016), Buurtzorg – Vom Pilotprojekt zum größten Non-Profit-Unternehmen in der mobilen Pflege, in: https://awblog.at/buurtzorg-vom-notstand-in-der-pflege-zur-sozialen-innovation/, abgerufen am 5. 12. 2021.

Hennessey, R. (2017), Buurtzorg: Die Versöhnung von Ökonomie und Ethik. In: *zeit-schrift-Iq* (Hrsg.), Organisationen neu organisieren, 3. Aufl., S. 6–11.

Jago, A. G. (1982), Leadership: Perspectives in theory and research, Management Science, 28. Jg., Nr. 3, S. 315–336.

Kramp, M. (2019), Buurtzorg: Das niederländische Modell im Praxischeck, in: https://www.contec.de/blog/beitrag/buurtzorg-das-niederlaendische-modell-im-praxis-check/, abgerufen am 6. 12. 2021.

Laib, A. (2019), Schwarmintelligenz – mehr als ein Modebegrif? In: *Fröse, M. W./Naake, B./Arnold, M.* (Hrsg.), Führung und Organisation. Neue Entwicklungen im Management der Sozial- und Gesundheitswirtschaft, Wiesbaden, S. 231–248.

Laloux, F. (2017), Reinventing Organizations visuell. Ein illustrierter Leitfaden sinnstif-tender Formen der Zusammenarbeit, München.

Landhausküche (o. J.), Fachkräfte binden und halten: Ein Pflegemodell hat sehr gute Chancen, in: https://www.landhaus-kueche.de/pflegeformen/buurtzorg, abgeru-fen am 5. 12. 2021.

Leferink, A. (2018), The Buurtzorg Story, in: https://businessagility.institute/learn/the-buurtzorg-story/365, abgerufen am 22. 12. 2021.

Leichsenring, K. (2015), „Buurtzorg Nederland" – Ein innovatives Modell der Langzeit-pflege revolutioniert die Hauskrankenpflege.

Leichsenring, K./Staflinger, H. (2017), Das Buurtzorg-Modell: Ein neues Paradigma für die Organisation von Arbeit, in: https://awblog.at/das-buurtzorg-modell/, abgerufen am 5. 12. 2021.

mBC (2009), Buurtzorg Nederland, in: https://transitiepraktijk.nl/files/maatschap-pelijke%20business%20case%20buurtzorg.pdf, abgerufen am 22. 12. 2021.

Mühlfelder, M. (2016), Führung: Systeme, Methoden und Instrumente. Studienbrief der SRH Fernhochschule. Riedlingen.

Nandram, S. S. (2015), Organizational Innovation by Integrating Simplification. Learn-ing from Buurtzorg Nederland, Cham.

pflegen-online (2019), Ambulante Pflege nach Buurtzorg - Spaß statt Fließband!, in: https://www.pflegen-online.de/ambulante-pflege-nach-buurtzorg-spass-statt-fliessband, abgerufen am 5. 12. 2021.

Probst, G. J. B./Gomez, P. (1989), Die Methodik des vernetzten Denkens zur Lösung komplexer Probleme. In: *Probst, G. J. B./Gomez, P.* (Hrsg.), Vernetztes Denken. Unternehmen ganzheitlich führen, Wiesbaden, S. 1–18.

Przybilla, S. (2019), Wie ein niederländisches Pflegemodell gegen Zeitdruck und Per-sonalmangel vorgeht, in: https://www.nzz.ch/gesellschaft/buurtzorg-ein-pflege-modell-gegen-zeitdruck-und-personalmangel-zeitdruck-und-personalmangel-vorgeht-ld.1461938, abgerufen am 5. 12. 2021.

Reinhardt, R. (2016), Personalführung. Studienbrief der SRH Fernhochschule. Ried-lingen.

Repetico (o. J.), Einlinen-, Mehrlinien- und Matrixsystem sind Organisationsformen zur Gestaltung der Organisation, in: https://www.repetico.de/card-73340452.

Saurugg, H. (2017), Das Buurtzorg-Modell: Dezentrale Selbstorganisation funktioniert, in: https://www.saurugg.net/2017/blog/gesellschaft/das-buurtzorg-modell-de-zentrale-selbstorganisation-funktioniert, abgerufen am 5. 12. 2021.

Schallenberg-Kappius, J. (2021), „Menschen tendieren dazu, eine Chefin oder einen Chef bequemer zu finden": Wie Unternehmen ohne Hierarchien arbeiten, in: https://www.businessinsider.de/karriere/new-work-diese-unternehmen-in-pflege-und-it-arbeiten-ohne-hierarchien-so-funktioniert-es-a/, abgerufen am 29. 12. 2021.

Scharfenberger, L. (2019), Von den Niederlanden lernen, in: https://taz.de/Pflege-nach-dem-Buurtzorg-Modell/!5622332/, abgerufen am 19. 1. 2022.

Wasel, W./Haar, H.-S. (o. J.), Buurtzorg – Revolution oder Restauration eines (neo-liberalen) Arbeitsmodells, https://elearning.rwu.de/pluginfile.php/139546/mod_resource/content/1/Buurtzorg%20Revolution%20oder%20Restauration.pdf.

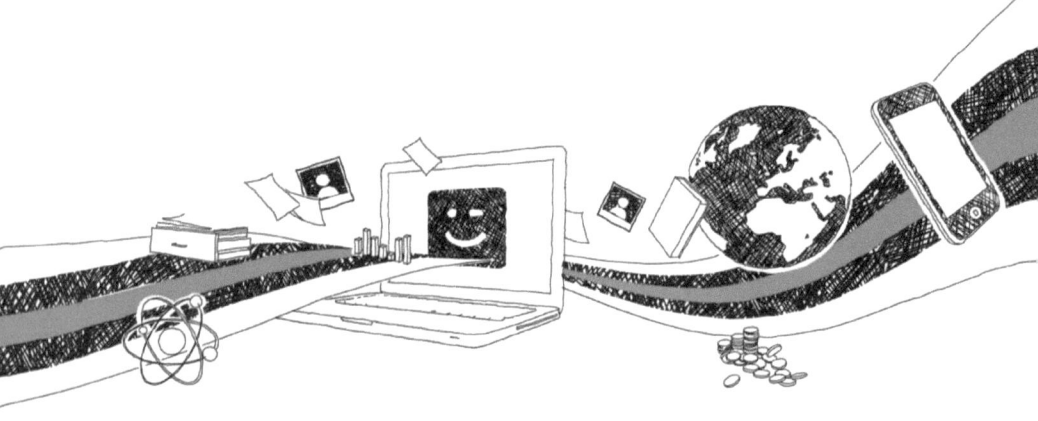
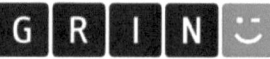